• 本书由四川省科技厅区域创新合作项目

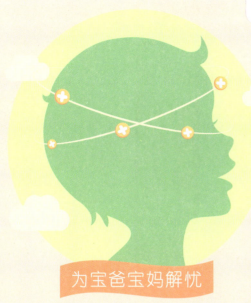

为宝爸宝妈解忧

儿童头型异常的预防与矫正

主编◎陈小璐　罗蓉

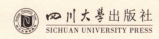

四川大学出版社
SICHUAN UNIVERSITY PRESS

图书在版编目（CIP）数据

儿童头型异常的预防与矫正 / 陈小璐，罗蓉主编 .
成都：四川大学出版社，2025. 3. -- （为宝爸宝妈解忧
）. -- ISBN 978-7-5690-7717-9

Ⅰ . R726.2

中国国家版本馆 CIP 数据核字第 20253YF887 号

书　　名：儿童头型异常的预防与矫正
　　　　　Ertong Touxing Yichang de Yufang yu Jiaozheng
主　　编：陈小璐　罗　蓉
丛 书 名：为宝爸宝妈解忧

选题策划：邱小平　许　奕
责任编辑：倪德君
责任校对：龚娇梅
装帧设计：裴菊红
责任印制：李金兰

出版发行：四川大学出版社有限责任公司
　　　　　地址：成都市一环路南一段 24 号（610065）
　　　　　电话：（028）85408311（发行部）、85400276（总编室）
　　　　　电子邮箱：scupress@vip.163.com
　　　　　网址：https://press.scu.edu.cn
印前制作：四川胜翔数码印务设计有限公司
印刷装订：四川省平轩印务有限公司

成品尺寸：145 mm×210 mm
印　　张：3.625
字　　数：59 千字

版　　次：2025 年 4 月 第 1 版
印　　次：2025 年 4 月 第 1 次印刷
定　　价：30.00 元

扫码获取数字资源

四川大学出版社
微信公众号

编委会

·主　编·

陈小璐　罗　蓉

·编　者·
（按姓氏拼音排序）

方　雨　罗淑文　陆永广　穆林依　王安琪

邬　丹　许　川　杨　艳　杨　华　杨　玥

邹　婷　周洁兰　周　勇

·配　图·

李　刚　万栩竹　韩芷懿

·组织编写·

四川大学华西第二医院　四川省儿童医院

序

十几年前，一位同事邀请我到她家里看看她的孙子，她担心孩子有发育方面的问题。通过一番查体，我发现孩子的发育水平和同龄儿基本一致，但存在斜头。孩子的父亲告知，他们已经在国外定制了头盔（头型矫正器）进行矫正，这次探亲结束返回国外后就要开始佩戴了。当时头型矫正器在国内已经开始尝试了，但仅有很少的人了解相关信息。而十几年后的今天，大多数医务工作者和爸爸妈妈们对头型矫正器仍然不甚了解。有鉴于此，我们组织人员撰写这本科普书籍，希望能对需要的人有所帮助。

过去，人们更关注导致功能障碍的严重头型异常。随着社会发展和生活水平的提高，人们开始更加注重审美的问题。人们曾采取不同的方法来改变、矫正儿童的不良头型，如用不同的枕头、帽子、夹板等来进行矫正，这些方法已有百年的历史。现代的头型矫正开始于20世纪70至80年代。1979年，美国的Sterling Clarren医生发表了一篇文章介绍头型矫正器的使用方法。1987年，Nature上刊登了一篇历时5

年（1981—1986年）的研究，明确了头型矫正器对头型异常的治疗效果。2000年，3D数字化技术应用到婴儿头型扫描、数据分析并数字化定制头型矫正器，进而获得了美国食品药品监督管理局（FDA）的批准，并纳入美国儿科常规医疗项目。2012年，头型矫正器获得了中国食品药品监督管理局（CFDA）的认证。从2015年开始，国内医院逐步开展婴儿头型3D扫描评估和头型矫正器项目。

现代社会中，越来越多的家长开始关注婴幼儿的头型问题：头型异常应不应该矫正？有哪些矫正方法？如何进行选择？应该什么时候开始矫正？矫正过程中有哪些注意事项……本书以简洁的语言和图文来回答头型异常相关的67个问题，希望能让儿科临床医务人员及家长们有清晰的了解。

感谢本书的编写人员在繁忙的工作之余积极参与书稿的撰写。

本书编撰时间有限，文中如有不足之处敬请谅解。

罗　蓉

2025年春于成都

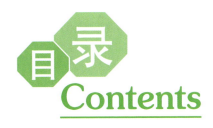
目录
Contents

01 什么样的头型是正常的？

目前没有一个具体的定义，也没有一个固定的"标准"。一般来说，一个正常的头型应是对称的，即左右对称、宽长比例合适；头部与脸部和身体的比例协调，没有明显的畸形或突出部分；头顶应该是平坦圆润的，不应有凹陷或凸起（图1）。对于每个儿童来说，头的形状和大小在个体之间有很大的差异，受到遗传因素、个体生长和发育过程中外部因素的影响。

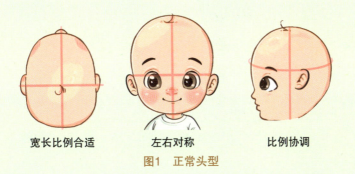

宽长比例合适　　　　左右对称　　　　　比例协调

图1　正常头型

02 医学上如何定义头型异常？

头型异常又称为头颅畸形，指头部形状异常或不均匀。按照是否存在颅缝闭合（头型异常发生原因），又分为颅缝闭合性头型异常和非颅缝闭合性头型异常。

（1）颅缝闭合性头型异常：刚出生的宝宝，颅骨由颅骨片组成，颅骨之间借少量结缔组织相连形成的缝隙即颅缝，如冠状缝、矢状缝、人字缝等。额顶部还留有前后囟门，以形成一个宽松的颅腔配合脑组织的快速生长（图2）。人的脑组织在出生后6个月会增大1倍，到2岁时再增大1倍。在脑发育完全后，颅缝闭合，形成保护脑组织的有效屏障，囟门与颅缝的闭合时间见表1。但如果一条或多条颅缝过早闭合（称为颅缝早闭），必然会导致相对应区域颅骨的异常和脑组织的异常生长，从而出现头型异常。

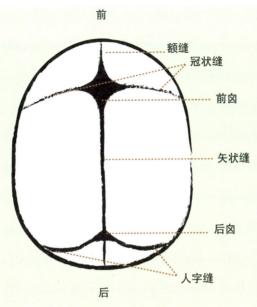

图2　囟门与颅缝

表1　囟门与颅缝的闭合时间

囟门与颅缝	闭合时间
额缝	最迟2岁左右
冠状缝、矢状缝、人字缝	成年期颜面生长结束后
前囟	最迟2岁左右，早产儿稍延后
后囟	最迟出生后2～4个月

（2）非颅缝闭合性头型异常：又称为姿势性头型异常，与颅缝闭合性头型异常由颅缝早闭所致不同，该类头型异常由外力、体位及睡姿所致。

03 头型异常有哪些类型?

除了按照发生原因分为颅缝闭合性头型异常、非颅缝闭合性头型异常外,按头的形状还可分为斜头、扁头、扁斜头(不对称扁头)、舟状头(长头、窄头)(图3)。

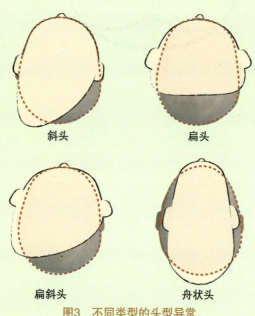

斜头   扁头

扁斜头   舟状头

图3 不同类型的头型异常

（1）斜头：最常见的头型异常，主要特征是"斜"或头型不对称，是最容易引起家长关注的一种头型异常。统计数据显示，斜头占所有头型异常的60%左右（包含扁斜头）。

（2）扁头：主要特征是头型呈扁平状，多数为婴儿长时间保持头部背侧受压过度体位和头部左右自如转动不足所致。扁头占所有头型异常的15%。

（3）扁斜头：具有斜头和扁头状态的综合头型异常，一方面是头型偏扁（宽长比大于正常人），另一方面头型也不对称。这类头型异常通常被归类到斜头中。

（4）舟状头：头型狭长，多由长时间侧卧的睡姿造成，也见于矢状缝早闭的婴儿。总体而言，舟状头发生率相对较低，占比约1%。

04 头型异常的发生率高吗？

较高，数据显示：婴儿在出生后 6 周时头型异常的发生率约为16%，在4月龄时约为19.7%，12月龄时约为6.8%，到24月龄时约为3.3%。异常头颅生长速度在12月龄后变缓，24月龄后基本停止。头型异常的总体发生率为3%~6%，在早产儿、多胞胎中发生率更高。

05 头型异常的常见原因有哪些？

头型异常的原因较多。如前所述，颅缝闭合性头型异常和非颅缝闭合性头型异常产生的原因是不同的。颅缝闭合性头型异常是由于一条或多条颅缝早闭，引起颅骨发育不对称、不均匀。而非颅缝闭合性头型异常往往由以下因素导致。

（1）婴儿姿势不当、哺乳方式不规范、头颅受外力等影响引起头颅局部受压。

（2）早产儿，其头骨较足月儿更软。

（3）先天性肌性斜颈引起的睡姿偏向。

（4）多胞胎宫内空间小，限制了胎儿活动。胎方位为臀位和横位，以及羊水过少时，胎儿的头部被母亲的胸腔和子宫壁压迫，导致胎儿头骨受到更多的挤压。

（5）颈椎畸形导致局部头颅受压。

（6）产程延长、产钳助产和产伤引起出生时头颅变形等。

06 颅缝闭合性头型异常vs.非颅缝闭合性头型异常

除了原因不同（如前所述），与非颅缝闭合性头型异常相比，颅缝闭合性头型异常往往程度更严重，常常伴有严重的面部发育畸形和手足畸形，如果不及时进行治疗，会明显影响颅骨的正常发育和脑部功能，甚至会导致发育延迟、癫痫、头痛、视力问题等多种并发症。此外，二者的干预方式不同，颅缝闭合性头型异常一般需要手术治疗，而非颅缝闭合性头型异常可采取睡姿调整、物理矫正等方法。因此，把二者区分开非常重要。

07 颅缝早闭的危害有哪些？

颅缝早闭除了引起头型异常，还会造成颅腔狭小，影响头颅和脑组织的正常发育，导致脑组织受压，引起颅压升高、癫痫、发育迟缓、智力低下、学习困难、言语或语言障碍、精神行为异常等；还可引起视力和听觉受损、咀嚼困难与进食障碍、运动协调不良和心理行为问题（图4）。

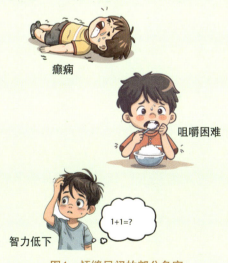

图4 颅缝早闭的部分危害

08 颅缝早闭与头型异常有关系吗？

颅缝早闭在不同的颅缝处发生，会引起不同的颅骨变形。颅缝早闭的类型取决于所涉及的颅缝（图5）。

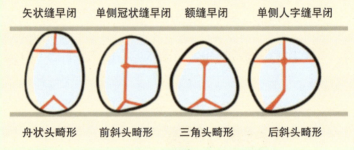

图5 不同类型的颅缝早闭及其所致头型异常

最常见的颅缝早闭是矢状缝早闭，这种情况会引起眼眶间隔变窄、前额和顶端变高，导致头颅变成一个舟状的条形。

其次常见的是单侧或双侧冠状缝早闭。单侧冠状缝早闭引起单侧前额扁平，同时会导致眼睛大小的变化和眉心位置的变化，但后脑没有受到影响，不会变得扁平。而双侧冠状缝早闭会引起双侧前额向后。

　　额缝早闭导致的头型异常最容易区分，表现为前额呈三角形凸起、眼睛聚中。

　　人字缝早闭较罕见，单侧人字缝早闭会导致后脑单侧的变形，但不会导致前额的相应变化。与非颅缝闭合性头型异常中的斜头不同，人字缝早闭导致单侧后脑扁平，会引起耳朵相对往后移动，而不是往前。

　　如果是多个颅缝早闭的综合征，则会引起多种头型异常。

09 出生方式与头型异常有关吗？

有关。头型异常发生的危险因素包括产前、产时因素。

产前因素如双胎甚至多胎妊娠、胎方位为臀位和横位、羊水过少等。双胎甚至是多胎妊娠时，宫内空间更小，限制了胎儿活动。胎方位为臀位和横位时，或羊水过少时，胎儿的头部被母亲的胸腔和子宫壁压迫。这些会导致胎儿头骨受到更多的挤压，出生时就有明显的头型异常。

产时因素如分娩方式、产程延长、产钳助产等，与出生时的斜头风险增加相关。经阴道初产的婴儿发生斜头的风险较高，可能与初产的母亲腹肌、子宫和阴道结构更紧有关。产程延长、产钳助产也会增加胎儿的头骨受变形力影响的可能性。

双胎与使用产钳见图6。

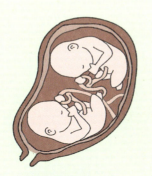

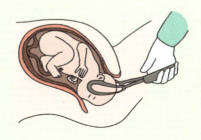

双胎宫内受到压迫

使用产钳

图6　双胎与使用产钳

10 早产儿更容易出现头型异常吗？

是的，早产儿更容易出现头型异常，因为早产儿相关的危险因素更多。

第一，早产是最主要的危险因素。早产儿的头颅骨骼和面部特征发育尚未完全成熟，容易受到外界压力的影响而出现头型异常。

第二，早产儿的骨骼发育相对较慢，如果骨骼发育出现问题，如骨骺闭合不全或异常，可能导致头型异常。

第三，早产儿常常需要接受各种治疗，如辅助通气等（图7），这些治疗可能会增加颅骨受压的可能性，进而导致头型异常。

第四，早产儿的分娩通常较为困难，可能需要使用产钳或产矫等辅助工具来帮助娩出，这些工具在使用过程中可能会对胎儿头颅造成压力，增加头型异常的风险。

第五，早产儿可能同时存在其他先天性缺陷或遗传性疾病，这些因素也可能增加头型异常的风险。

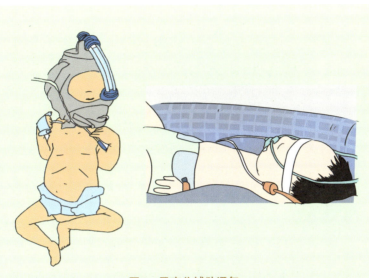

图7　早产儿辅助通气

11 睡姿与头型异常有关吗？

有关。2岁以内的婴儿头颅处于快速发育阶段，这个时期婴儿的囟门和颅缝尚未闭合，颅骨受到外力作用容易发生形变。

在此阶段，不适当睡姿，如长时间仰卧或同一方向侧卧，由于重力作用，头部所接触的床面会对颅骨施加反作用力，当颅骨受力区域生长受阻时，继续生长发育的大脑将会迁移到受阻较小的区域，从而使相对应侧突出或变形，产生头型异常（图8）。

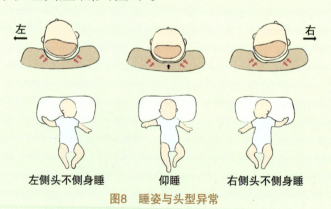

左侧头不侧身睡　　　仰睡　　　右侧头不侧身睡

图8　睡姿与头型异常

12 头型异常需要治疗吗?

原则上需要。颅缝闭合性头型异常通常需要治疗,大部分采取外科手术,传统手术方式为开颅手术,近些年开始采用内镜进行微创手术。目前,这两类手术在我国都有开展。

对于非颅缝闭合性头型异常,2016年美国神经外科医师协会发布指南指出,可根据年龄和头型异常严重程度来确定治疗方案,不严重的头型异常可选择观察、睡姿调整等治疗方式,较明显或严重的情况可选择主动复位、按摩、正骨以及佩戴头型矫正器等。

13 有哪些头型测量方式?

头型测量目前有手工测量和仪器测量（3D扫描）两种方式。手工测量适用于所有年龄段儿童，但操作费时、难度大、易产生误差；3D扫描适用于3月龄以上头控能力较好的儿童，操作简单、准确。

手工测量是用卡尺和测量皮尺完成各个径线的测量。

3D扫描目前可使用3D扫描床、手持3D扫描仪和3D扫描手机/平板电脑三种设备。

（1）3D扫描床（图9）：儿童仰卧平躺于扫描床里，1.5秒完成头部扫描，然后自动生成高精度（0.1mm）、高质量的头型3D数据。

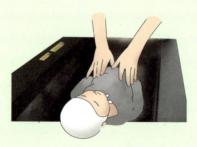

图9　3D扫描床

（2）手持3D扫描仪（图10）：让儿童坐直，确保头部清晰可见、无遮挡物。将手持3D扫描仪稳定地对准儿童的头部，保持适当的距离和角度，开始扫描。扫描的同时，保持手持3D扫描仪稳定，将其沿着儿童头部表面平稳移动，确保整个头部表面都被覆盖到。扫描完成后，将获得的扫描数据导入相应的软件中进行处理。在获得头型数据后，使用相应的软件重建三维模型，通过三维模型测量头部的曲率和凸度等参数，获取详细的头型信息。

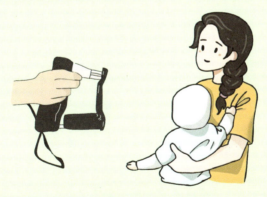

图10　手持3D扫描仪

（3）3D扫描手机/平板电脑（图11）：由NetVarta公司开发的CurveCapture软件可在手机/平板电脑中下载APP使用（手机/平板电脑需要具备摄像头）。儿童头戴

SmartSoc帽,测试者使用手机/平板电脑完成儿童的头型扫描,整个过程大约需要1分钟。采集的数据可由网络上传、存储于服务器,并在线形成3D模型,进行各类测量分析,最终形成报告。

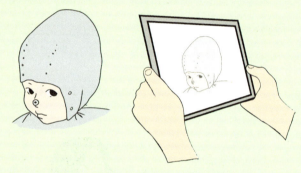

图11　3D扫描平板电脑

14 3D扫描会影响儿童的健康吗?

不会。3D扫描的原理是基于光栅网格+成像相机来实现3D数据采集。光栅采用的是普通LED光源,就像LED照明光,并经过严格的CE(Conformite Europeenne)认证检测,不会伤害儿童的健康。

3D扫描仪内部构造示意图见图12。

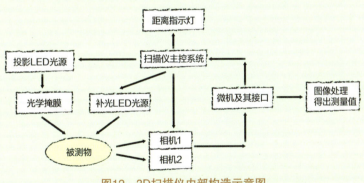

图12 3D扫描仪内部构造示意图

15 3D扫描VS.手工测量

与手工测量相比，3D扫描有以下优势。

（1）更高的精度：3D扫描可以获得更加准确的数据，避免了传统手工测量中可能存在的误差。

（2）更快的测量速度：手工测量通常需要花费一定的时间和精力，而3D扫描可以快速地获取头部各个部位的尺寸和形状数据。

（3）非接触式测量：手工测量需要触碰儿童头部，可能会引起不适和哭闹。而3D扫描可以实现非接触式测量，减少儿童的不适感。

（4）数据保存和后续分析方便：3D扫描生成的头部数据可以存储在计算机上，并进行后续分析和处理，方便医生进行头型异常的评估和治疗。

（5）更加客观：手工测量可能会因为测量者的个人差异，以及儿童的动作和表情等因素造成数据主观差异。3D扫描能够减少测量数据的主观误差，更加客观。

当然，3D扫描也有其局限性，主要如下。

（1）设备和技术成本较高，同时还需要专业的技术人员操作和解读扫描结果。

（2）环境要求严格：3D扫描对于光照和环境的要求较高，需要一定的准备工作来确保良好的扫描结果。

手工测量的优点：

（1）手工测量通常只需要常规的测量工具（卡尺和皮尺），成本相对较低。

（2）手工测量容易上手，测量者只需要经过简单培训即可，无需额外的专业培训。

手工测量的缺点：

（1）手工测量对于测量者的技能和经验要求较高，结果可能会受到测量者的主观因素影响。

（2）手工测量可能无法捕捉到头颅的全部细节和形状变化，局限于测量工具的精度和测量点的选择；可用于分析的数据量有限。

总之，3D扫描具有高精度、全面性和数据可视化等优点，但对设备和技术要求高。相比之下，手工测量成本

较低、操作简单，但受到测量者技能和数据量限制。具体
选择应根据实际需求和情况而定。

16 头型测量指标有哪些？

头型测量时，首先需要确定以下各个测量点的解剖定位（图13），这对准确获取测量数据至关重要。

（1）眉间点（g）：两眉弓之间鼻根上方，额骨前方中间最突出的点。

（2）枕后最远点（op）：枕骨后方中间最突出的点，从眉间点（g）到枕后最远点（op）的弧长（沿头皮的弧长）最长。枕后最远点（op）通常在枕骨粗隆上。

（3）人字形点（ld）：测量头围时皮尺通过人字缝的点。

（4）额颞点（ft）：下颞线的最前方和最内侧点，在额骨颧突上。

（5）耳上附着点（obs）：耳轮附着于颞部的最上点。

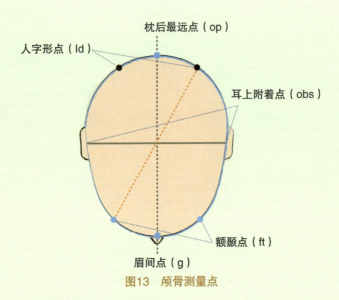

枕后最远点（op）

人字形点（ld）

耳上附着点（obs）

额颞点（ft）

眉间点（g）

图13　颅骨测量点

在明确颅骨的测量点定位后，需要测量以下径线（图14）。

（1）头围：经过眉间点（g）和枕后最远点（op）绕头部一周的长度。

（2）头长：从眉间点（g）到枕后最远点（op）的直线距离。

（3）头宽：在两侧耳上附着点（obs）之上1cm两点间的直线距离。

（4）头颅斜径：从一侧额颞点（ft）到对侧人字形点

（ld）的直线距离。

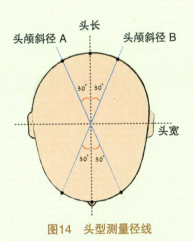

图14　头型测量径线

17 头型评价指标有哪些？

头型的评价指标有很多，目前最常用的量化评价指标有以下5个。

（1）头颅指数（CI）：头宽与头长之比，是诊断扁头的重要指标。

$$CI=（头宽/头长）\times 100\%$$

（2）斜径差（CVA）：两个头颅斜径长度之差。

$$CVA=头颅斜径A-头颅斜径B（A>B）$$

（3）头颅斜径不对称指数（CVAI）：两个头颅斜径长度之差的绝对值与两个头颅斜径中较大者的百分比。

$$CVAI=［（头颅斜径A-头颅斜径B）/头颅斜径A］$$
$$\times 100\%（A>B）$$

（4）前脑对称指数（ASI）：前脑两个象限的对称性，用于评估不对称性扁头。

（5）后脑对称指数（PSI）：后脑两个象限的对称性，用于评估不对称性扁头。

18 如何判断斜头的严重程度？

欧美国家和地区通常将斜径差（CVA）≥6mm作为斜头的诊断标准，而在亚洲国家和地区，斜头诊断标准是斜径差（CVA）≥3mm。测量儿童的头宽与头长后，按照Argenta分级（Argenta团队2004年提出的儿童头型异常分级方法）将斜头的严重程度分为5级，如图15所示。

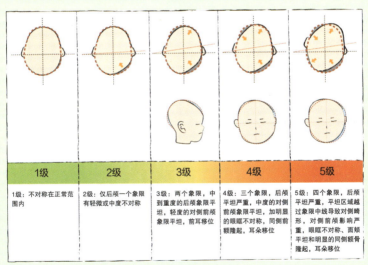

1级	2级	3级	4级	5级
1级：不对称在正常范围内	2级：仅后颅一个象限有轻微或中度不对称	3级：两个象限，中到重度的后颅象限平坦，轻度的对侧前颅象限平坦，前耳移位	4级：三个象限，后颅平坦严重，中度的对侧前颅象限平坦，加明显的眼眶不对称，同侧前额隆起，耳朵移位	5级：四个象限，后颅平坦严重，平坦区域越过象限中线导致对侧畸形，对侧前颅影响严重，眼眶不对称、面颊平坦和明显的同侧额骨隆起，耳朵移位

图15 斜头严重程度分级（Argenta分级）

19 如何判断扁头的严重程度？

对于扁头的儿童，需要先测量头颅指数（CI），然后按照Argenta分级对扁头的严重程度进行分级（图16）。

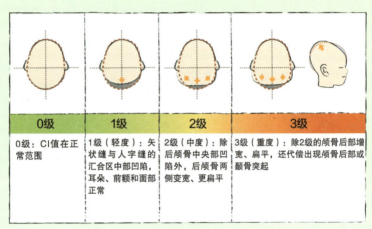

0级	1级	2级	3级
0级：CI值在正常范围	1级（轻度）：矢状缝与人字缝的汇合区中部凹陷，耳朵、前额和面部正常	2级（中度）：除后颅骨中央部凹陷外，后颅骨两侧变宽、更扁平	3级（重度）：除2级的颅骨后部增宽、扁平，还代偿出现颅骨后部或颞骨突起

图16　扁头严重程度分级（Argenta分级）

20 如何判断舟状头的严重程度？

对于舟状头，也使用头颅指数（CI）判断严重程度。一般来说，不同人种的标准有所差异，表2是我国儿童的参考标准。

表2　我国儿童舟状头分级参考标准

严重程度分级	轻度	中度	重度
CI值	0.75～0.76	0.70～0.74	<0.70

21 头型异常判断标准国内外有差异吗?

基本判断原则是一致的,但限于不同国家和地区对于审美的差异,异常的数值标准存在差异。

(1)对称性:从对称性来讲,各个国家和地区的标准都一样,越对称越好。从客观评判指标看,使用的都是斜径差(CVA),但东西方判断标准略有差异。欧美国家和地区通常将斜径差(CVA)<6mm视为正常范围,而在亚洲国家和地区,通常将斜径差(CVA)<3mm视为正常范围。

(2)宽长比例:头颅的宽长比例通常用头颅指数(CI)评估。美国在1992年后,将扁头的诊断标准设定为头颅指数(CI)≥0.86。在东亚的韩国、日本,扁头的诊断标准为头颅指数(CI)≥0.82。

(3)我国人群的头颅指数(CI):对我国重庆和南京婴幼儿进行头颅测量筛查的结果显示,重庆的CI值平均为0.82，南京的CI值平均为0.85，标准差为0.06左右。结合我国其他地方的数据，我国人群的CI值大致分布在0.80~0.85。

22 头型异常对儿童的五官有影响吗？

可能有，头型异常对儿童五官的影响取决于头型异常的严重程度和分类，可能造成以下影响。

（1）面部不对称：头型异常可能导致面部不对称，其中一侧的五官（如眼睛、鼻子、嘴巴等）可能会偏移或未对齐（图17）。

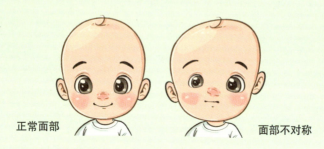

正常面部　　　　　　　　　　　　　面部不对称

图17　头型异常导致面部不对称

（2）眼睛位置异常：一些头型异常可能会导致眼睛位置的改变，如斜视、眼睛距离不对称等（图18）。

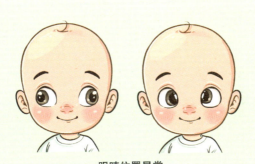

眼睛位置异常
图18　头型异常导致眼睛位置异常

（3）咬合问题（图19）：特定的头型异常可能导致下颌或上颌的生长异常，可能会导致咬合问题，如深覆合（下巴后退）或反𬌗（下颌突出）。

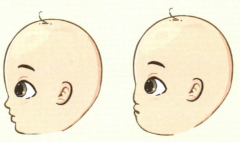

正常咬合　　咬合问题（下颌突出）
图19　头型异常导致咬合问题

（4）鼻子形状异常（图20）：头型异常可能会影响鼻子的形状和位置，如鼻梁偏曲或鼻子位移。

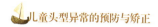
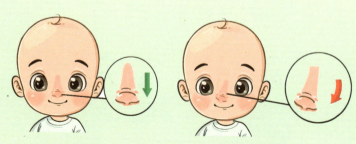

正常鼻子   鼻子形状异常

图20 头型异常导致鼻子形状异常

23 头型异常会影响牙齿排列吗？

由异常程度决定，轻度头型异常一般不影响牙齿排列，但中重度的头型异常可造成儿童面部不对称、颞下颌关节不对称和牙齿排列的问题（图21）。

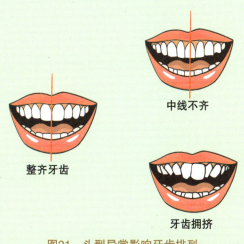

整齐牙齿

中线不齐

牙齿拥挤

图21 头型异常影响牙齿排列

24 头型异常会影响视力吗？

有可能。中重度的非颅缝闭合性头型异常如果不进行治疗，导致的头部形状不对称继而可造成其他相关联部位的移位，如不正常的颅骨高度和宽度、伴有同侧前额突出的枕骨扁平、明显的耳朵错位、不对称的眼眶等，进而导致视觉和前庭的损伤，以及对眼外肌肉和神经的压迫而产生的眼眶变形，最终会引起视力障碍。研究发现，头型异常与视野发育有关，头型异常的儿童，30%左右会出现视野的偏向（侧重一方），相对发育迟缓。但并没有明确证据说明头型异常是导致视野问题的原因。有研究者还指出，头型异常的儿童更容易出现"对眼"（Crossed Eye）问题（图22）。

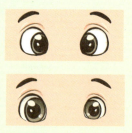

图22　大小眼、双眼不对称

骨性三角头为额缝早闭所致（图23），是极为罕见的颅缝早闭症类型之一，发病率约为1/1000。这种类型的头型异常会严重影响视觉系统发育，尤其对出生至 6 月龄视觉发育最快速阶段影响最大。生理情况下，新生儿双眼视觉从 3 月龄开始发育，至 3 岁发育成熟。眼球的体积增长主要在出生后 1 年内，同时眼眶体积增长也超过出生时的 2 倍。因此，当正常的颅面部发育受到干扰时，必然会影响眼球结构和功能的生长与发育，引起散光和斜视。

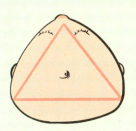

图23　骨性三角头

25　头型异常会引起斜视吗？

　　有可能。严重的头型异常，除骨性三角头外，包括矢状缝、蝶筛缝和蝶颞缝闭合所致颅缝闭合性头型异常，在变形力的直接牵拉作用下，容易产生斜视和散光。当颅面骨变形时，出现斜视的可能性非常高，而且常伴眼球运动障碍，延迟手术会导致高发的垂直性斜视。可能是由于下斜肌鞘延伸到眶外侧壁外直肌止端的下方，或腱鞘粘连在下直肌和外直肌之间，此时根据神经分布规律，下斜肌发育不良，导致上斜肌神经分布减少而出现类似上斜肌麻痹的表现。早期一般表现为水平型斜视，1岁后逐渐出现垂直型斜视。

　　在骨性三角头中，由于颞侧外直肌产生的双侧对称的牵拉可以相互抵消，因此斜视相对少见。

　　各类型斜视见图24。

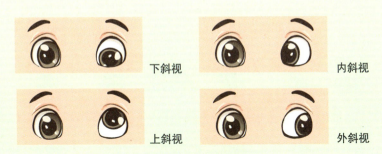

图24　各类型斜视

26 头型异常会影响脊柱发育吗？

可能会。严重的头型异常会导致持续存在的头部旋转不对称，易导致肌肉骨骼功能异常，出现斜头、脊柱侧弯和运动发育迟缓（图25）。

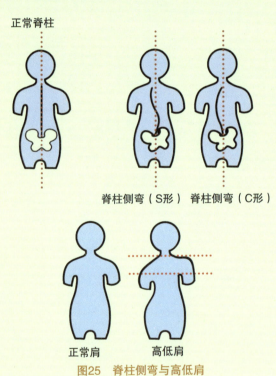

正常脊柱

脊柱侧弯（S形） 脊柱侧弯（C形）

正常肩 高低肩

图25 脊柱侧弯与高低肩

27　头型异常对听力有影响吗？

可能会有影响。儿童中重度的头型异常会导致耳朵一前一后，影响立体听觉，可能会影响听觉定位的准确性。同时，连接鼻咽部和中耳的咽鼓管移位或受压，导致发生中耳炎的概率增加。

芬兰的Balan医生等用事件相关电位的方法来评测不同儿童的中枢听觉功能，他们用脑电图对存在头型异常的儿童进行检测，发现头型异常儿童的事件相关电位不同于正常儿童（图26）。从解剖和CT、MRI图像上，有研究者发现斜头会导致脑结构变化，这些变化会影响中耳的功能。从数据分析来看，存在斜头的儿童更容易发生中耳炎，表明严重的头型异常影响了咽鼓管功能。同时，斜头的儿童发生耳部感染的比例和严重程度也高于正常儿童。

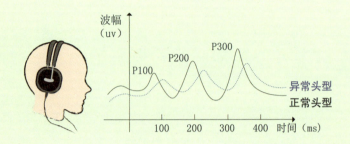

图26　头型异常对事件相关电位的影响

头型异常可引起事件相关电位测试中P300波幅降低，潜伏期延长。

28 头型异常对运动发育有影响吗？

可能会有影响。头型异常的儿童是运动发育迟缓的高危人群。早在1960年，Holt教授就报告了美国儿童（大部分俯卧睡）的运动发育比英国儿童（大部分仰睡）更早（仰睡更容易发生头型异常）。1998年，美国马里兰州儿科教授Davis等研究了睡觉姿势与婴儿运动发育的关系，结果发现俯卧睡或俯卧较多的儿童，运动发育较早，而仰睡较多的儿童（更易发生头型异常）的运动发育更晚。2005年，加拿大的Majnemer博士进行了儿童睡姿与运动能力发育观察，发现类似结果，即仰睡较多的儿童爬起、坐立和起身的能力更差，独自坐立时间会延迟。还有更多类似的研究表明睡姿有关的头型异常会导致运动发育迟缓。

正常儿童与头型异常儿童运动发育情况对比见图27。

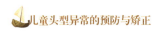
■ 正常儿童
■ 头型异常儿童

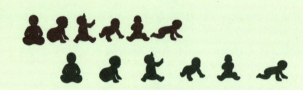

月龄

图27　正常儿童与头型异常儿童运动发育情况对比

29 头型异常对语言发育有影响吗？

可能有影响。这是由于头型异常可能影响头部和颅骨的正常生长和发育，进而对与语言相关的发育过程产生一定的影响。

首先，头型异常可能会导致耳朵、耳道或鼓膜的位置或形状异常，影响声音的传导或感知，进而会对语言、听力发展产生影响。

其次，异常的头型可能影响面部和口腔结构，如口腔大小、咬合关系、舌位（图28）等，从而导致发音困难。这可能影响语音的清晰度和正确性。

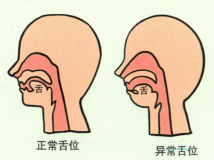

正常舌位　　　　　异常舌位

图28　正常舌位与异常舌位示意图

再次，某些头型异常可能影响舌部的自由运动，限制舌部肌肉的发育和运动，从而影响正常的语言发展和发音能力。

此外，异常的颅骨形状和结构可能影响口腔和面部肌肉的运动协调能力，使口腔运动的控制和协调变得困难。这可能影响流利的语言表达和发声能力。

2020年北京儿童医院的一项研究对婴儿的头型异常和神经心理发育的相关性进行了回顾性研究。结果显示，有头型异常的儿童在语言（包括语言接受和语言表达）上的得分落后于头型正常的儿童，且得分差异较大。

芬兰的Korpilahti医生等对61名存在头型异常的儿童进行了长期的语言发育评估，结果发现头型异常的儿童有显著的语言发育迟缓，而且在早期就出现征象（图29）。

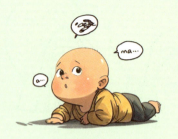

图29 语言发育迟缓的儿童

30 头型异常对智力发育有影响吗？

可能有影响。有研究对婴儿头型异常和认知、语言、运动等发育的相关性进行了回顾性研究。结果显示，有头型异常的儿童在认知、语言（包括语言接受和语言表达）、运动（包括大肌肉运动和精细运动）和适应性行为等各个维度上的得分都落后于头型正常的儿童。

在过去的20年中，已有不少研究报告头型异常是精神发育迟缓的危险因素。有研究显示，严重头型异常（头颅斜径差>10mm）的儿童发生精神发育迟缓的比例明显高于其他儿童。

头型异常造成精神发育迟缓的主要机制可能有以下几点：一是机械性的，即颅骨的变形会导致大脑的变形和功能受损；二是环境性的，即婴儿活动受限，会导致运动导向的认知功能发育延迟或不足；三是病理性的，即中枢神经系统的病理性问题本身也是导致头型异常的因素。

大脑各区的主要功能见图30。

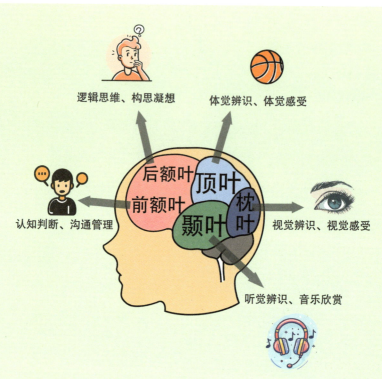

逻辑思维、构思凝想

体觉辨识、体觉感受

认知判断、沟通管理

视觉辨识、视觉感受

听觉辨识、音乐欣赏

后额叶　顶叶　枕叶

前额叶　颞叶

图30　大脑各区的主要功能

31 头型异常会影响儿童心理健康吗?

有可能影响。头型异常可能会导致儿童对家长过度依赖与自信心不足,并随着儿童的成长而影响其社交能力。对家长、照护人员的问卷调查结果表明,头型异常的儿童表现得更加不活泼或吸引力欠佳。头型异常的儿童在外表上也不符合家长的期望,影响家庭关系的和谐。此外,面容不对称也可能给儿童带来自卑、缺乏自信等心理问题,不利于其融入社会(图31)。

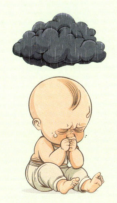

图31 头型异常对儿童心理健康的影响

32 头型监测有什么意义？

对于头型异常的儿童，早期发现、早期干预有利于及时矫正头部形变，避免因干预延迟导致的不良后果。因此对儿童进行头型监测有重要的意义。出生后3～4个月是监测头型的关键时期，应该每月测量，及时发现头型异常并进行相应的矫正，避免因发现不及时或监测不到位而导致最终无法矫正的头型异常。

如果没有及时发现儿童头型问题，除了外貌方面的影响，最重要的是可能导致发育迟缓和儿童产生自卑心理，不对称的双耳会导致平衡困难，某些斜头还会造成斜视、视野狭窄，甚至会造成脑疝。伴有出生性斜颈的婴儿，发生斜头会加重斜颈的程度。

33 如何进行居家头型监测？

（1）观察：在儿童的日常护理中，注意观察其头部发育情况。留意头部是否有不对称、外翻、内凹或塌陷等异常情况，以及脸部对称性是否正常等。

（2）拍照：定期（一般每月）拍下儿童头顶、左侧面、右侧面、背面、正面和仰面的照片，并在同一位置和角度拍摄。在后续观察时，将不同时期照片进行比较。已出现头型异常早期表现的儿童，可每周拍照对比观察。

①头顶拍照要点：俯视儿童的头部，让儿童的鼻子出现在画面顶端。

②左、右侧面拍照要点：让儿童的一只耳朵正对着拍摄者，左右耳各拍一张。

③背面拍照要点：从儿童的头部后面拍照。

④正面拍照要点：从儿童的正面拍照。

⑤仰面拍照要点：由儿童的脚的位置从下往头的方向观察，将手机屏幕与儿童所躺的床（或平面）成一定角度

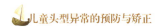

（60° ）。

居家头型监测的拍照要点见图32。

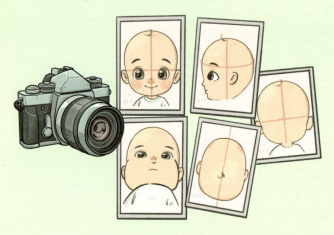

图32　居家头型监测的拍照要点

34 定期儿保过程中，对于头型需要注意什么？

在儿童的生长发育过程中，儿保医生会定期对儿童的头型、精神发育、运动发育进行评估。一旦发现问题，一定要及时干预与治疗，最大限度地矫正头型异常，以利于儿童心智的发展。

儿保医生需要注意的是，对于不确定诊断和怀疑有头型异常的复杂病例，应进行头颅骨3D CT扫描。一旦确定存在头型异常，就要及时提出处理方法与建议（如主动对位、物理治疗和正骨手法治疗等）。必须帮助家长提高干预与治疗的依从性，并进行干预与密切随访。如果干预效果不满意，且各种非器械治疗失败，建议使用头型矫正器。

儿保医生还需要知道何时应该将头型异常儿童转介给神经外科医生。早期干预应该在 6 月龄之前开始，以实现最佳的效果。

35 发现可疑头型问题怎么办？

　　轻度的头型异常由基层儿童保健医疗机构随访，发现有任何进展或头型异常程度较重者，必须转诊至上级医院儿童神经内科/神经外科。头型异常的筛查、就医和转诊流程见图33。

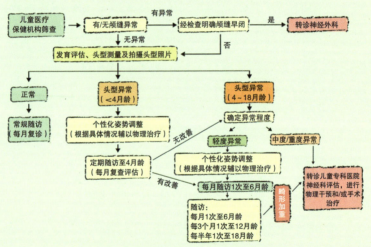

图33 头型异常的筛查、就医和转诊流程

36 头型异常的干预方法有哪些？

　　干预方法依据头型异常的种类和严重程度而定。对非颅缝闭合性头型异常，体位矫正是有效的方法，可以在物理治疗及头型矫正器（CRO）治疗前应用该方法。体位矫正包括睡姿调整、俯卧玩耍（Tummy to Play），尤其对4月龄以内轻度到中度头型异常效果很好。对体位矫正效果不佳的情况，可以考虑物理治疗（理疗或正骨手法治疗）。

　　中重度的头型异常、体位矫正失败者也可以考虑头型矫正器治疗，效果明显。

　　严重的头型异常，对大脑发育可造成不良影响者，如果非手术干预失败可以考虑手术治疗。

　　头型异常的干预方法见图34。

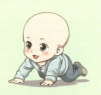

俯卧玩耍

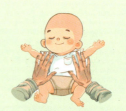

理疗、按摩

佩戴头型矫正器

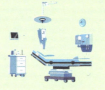

手术

图34　头型异常的干预方法

37 如何采用俯卧玩耍预防头型异常？

俯卧玩耍指在儿童白天醒着的时候，尽量采取俯卧的姿势，在家长的陪伴下进行有目的的俯卧玩耍训练，也称Tummy to Play。

如字面意思，俯卧玩耍即让儿童趴着，将小肚肚贴在床上、垫子、地毯、家长胸前或手臂上等安全的地方，然后让儿童抬头、抬起上身。俯卧玩耍越早开始越好。

儿童刚出生时，因为力量不够，无法靠自己的腹部、背部、胳膊支撑起自己的身体，家长可以给予适当的帮助，如让儿童趴在自己胸前、手臂上，也可以用适合的物品支撑在儿童的腋下、胳膊下。等儿童靠自己的力量能够支撑起自己的头部时，家长就要训练儿童独立进行俯卧玩耍。

在进行俯卧玩耍训练时，家长要多与儿童互动，促进儿童抬头并朝四周张望，要避免儿童长时间保持一个姿势和低头。家长除了采取和儿童说话、陪儿童趴在地上、做游戏等方法，也可以利用一些玩具来激发儿童的兴趣，如将玩具摆放在儿童身前一段距离，让儿童尝试自己去抓取。换尿布时，家长也可以让儿童趴着。

当然，这一切都是基于安全且儿童开心、不抵制的条件。要避免因为趴着导致的不适，如刚吃完奶后需要休息一段时间才能进行俯卧玩耍以避免吐奶。换完尿布后是进行俯卧玩耍的最佳时机。

俯卧玩耍时，儿童的颅骨在没有任何外力影响下自行生长，可避免长时间仰卧导致的后颅单侧或双侧扁平，有效减少头型异常的发生率，这是俯卧玩耍最重要的目的。除此之外，俯卧玩耍能够锻炼儿童颈部、背部、手臂的肌肉，促进儿童脊柱发育，为接下来的翻身、爬行、独自坐立打好基础。

俯卧玩耍的时间可长可短。基本原则是单次时间无需太长，但每天可做多次。在1～2月龄时，每次让儿童趴着玩1～2分钟即可，每天进行几次。随着儿童长大，颈部、背部肌肉更有力量，每次持续的时长和每天进行的次数可逐步增加。

当然，一切训练都应视儿童的具体情况进行，注意观察儿童的情绪和状态。在俯卧玩耍时，如果儿童哭闹，应当立即停止。但也不要轻易放弃俯卧玩耍，要多尝试并坚持进行。俯卧玩耍毕竟是一种锻炼，刚开始儿童通常并不喜欢。但随着不断训练，儿童会逐渐适应这种方式，并且随着肌肉力量增强，抬头、转动等动作也更为自如。最重要的一点是，在俯卧玩耍时，千万不能让儿童单独一人。

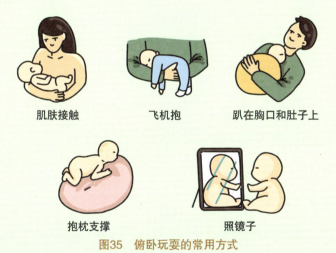

图35　俯卧玩耍的常用方式

38 你知道正确的抱婴儿姿势吗？

抱婴儿的姿势有手托式和腕抱式（图36），具体如下。

（1）手托式：就是用两手将婴儿托起，适用于将婴儿从床上挪开，即临时需要婴儿离开床面或者给婴儿测量身长等状况。通常婴儿头部较大，约占身体的1/4，且颈部肌肉力量尚未发育完全，应注意保护头颈。在托婴儿时，应将其背部、颈部、头部一起托起，另一只手托在婴儿的屁股上。

（2）腕抱式：就是将婴儿抱于怀中，这是常用的姿势。婴儿头靠在家长一只手的肘腕内，家长的肘腕对婴儿的颈部起到托护作用，同时这只手可以对婴儿的腰臀部，甚至大腿根部进行保护；另一只手对婴儿的胳膊、脚、肩、颈部进行保护，还可以进行擦嘴等。

此外需要注意，抱婴儿应注意交替体位。

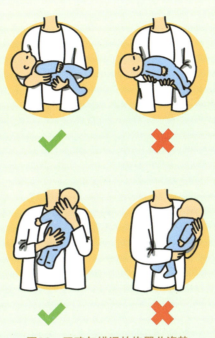

图36　正确与错误的抱婴儿姿势

39 你知道正确的母乳喂养姿势吗？

研究发现，家长倾向于从固定的一侧（如固定从左侧或右侧）去接触、护理、喂养儿童。在婴儿期，尤其是出生后 6 个月内，母乳喂养需要大量时间，且这个时期外力对婴儿颅骨的发育影响最大。如果经常固定同一侧对婴儿进行母乳喂养，发展为姿势偏好并产生头颅变形的风险更大。因此在母乳喂养婴儿时，掌握正确的姿势非常重要。

正确的母乳喂养姿势应该是"三贴"：胸部贴胸部、小腹贴小腹、下颌贴着乳房。妈妈用手托着婴儿的臀部，用手肘托住婴儿的脖颈和头部，让婴儿的上半身躺在妈妈的小臂上，这是婴儿喝奶时最舒服的姿势（图37）。在母乳喂养过程中还应自然地双侧更换，频繁改变姿势，从而预防头型异常的发生。

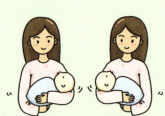

图37　母乳喂养姿势

40 趴着睡VS、躺着睡

美国每年有6000多名婴儿死于婴儿猝死综合征，发生率达活产婴儿的万分之十三。研究发现，俯卧睡姿（趴着睡）导致的意外窒息是危险因素之一。因此，1992年美国儿科学会开始推荐1岁以下的婴儿采用仰卧睡姿（躺着睡），这一措施将婴儿猝死综合征发生率减少了40%。

但长时间保持仰卧睡姿，以及过度使用背带或者婴儿车，导致1992年以后美国儿童头型异常的发生率增长迅猛，在3年内增加了2.5倍。

实际上，每种睡姿各有利弊，没有哪种单一的睡姿是对婴儿绝对有利或有害的，多种睡姿交替才最有利于婴儿的发育。所以不断变换睡姿，不但能保证婴儿的安全，还有利于婴儿头型的正常发育。

41 有没有必要用头型枕？

对于儿童来说，睡眠环境的安全和舒适是非常重要的。头型枕是一种用于支撑和塑造婴儿头型的枕头（图38）。然而，目前并没有足够的科学证据证明头型枕对婴儿的头部形状有积极的影响，或者能够预防头型异常。

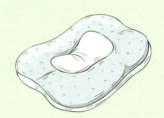 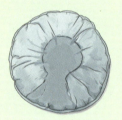

定型枕

图38 头型枕

对于1岁以内的足月儿，并不推荐使用头型枕，这是出于安全的考虑。美国儿科学会建议1岁前不要给儿童垫太软的物品，以减少窒息的发生风险，降低婴儿猝死综合征和其他睡眠相关死亡的风险。但对于头型异常的儿童，特别是早产儿，可以考虑使用专门用于改善头型异常的质地柔软的类似枕头但不会覆盖口鼻的定位装置，包括凝胶枕、水枕、泡沫垫和其他能限制移动、定向引导头部生长的辅助用品。

42 睡姿调整的最佳年龄段是什么时候?

出生后最初的 3 ～ 4 个月内是睡姿调整的最佳年龄段。4 月龄后婴儿对头部的控制能力增强,头离床活动时间增多,一天当中头部与床面接触时间较之前减少,颅骨的不均匀受力减轻,头型异常一般不会进一步加重。因此,对于头型异常,出生后最初的 3 ～ 4 个月内是睡姿调整的关键期。

随着月龄的增长(一般到4月龄后),儿童自身运动功能发育,活动增加,睡姿受外界控制减少,睡姿调整的作用逐渐减弱。因此应早期发现头型异常、及时干预,避免因监测不到位而错过通过睡姿矫正头型的最佳时期。

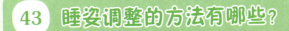

43 睡姿调整的方法有哪些？

良好的睡姿对于头型异常，既可起治疗作用又可起预防作用。睡姿调整的目的在于改变儿童头部受力的位置和方向，从而避免局部持续受力导致变形。如果儿童出现头型异常，首先要排除颅缝早闭及其他原因引起的头型异常。在考虑非颅缝闭合性头型异常后，家长应及时帮助儿童进行睡姿调整（图39）。

（1）调整儿童姿势：在儿童睡眠或躺着玩耍期间为其调整姿势，使儿童头颅凸起的部位尽量接触床面，相对限制该区域的生长，让扁平区域不再受压。

（2）调整婴儿床的位置：让儿童在观察房间的物品或人的时候可以转向与惯性方向相反的方向（也可以将婴儿床摆放为相反方向）。

（3）调整外部环境：比如，将玩具或台灯的位置改变，放到习惯侧的另一边，从而让婴儿因外部光线、声音方向的改变，头部方向发生自然变化，鼓励儿童多向非习

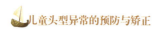

惯侧转头。

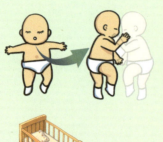

调整儿童姿势

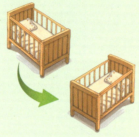

调整婴儿床的位置

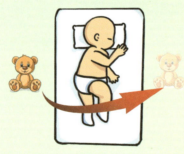

调整外部环境

图39　睡姿调整示意图

44　如何用睡姿调整预防头型异常？

睡姿是引起非颅缝闭合性头型异常的重要的、主要的危险因素，但并不是所有仰卧睡姿都会引起非颅缝闭合性头型异常。

儿童仰卧睡眠时应左右交替；床应足够大，以让儿童自由地移动或转动；如有什么东西吸引儿童的注意而养成偏向习惯，就应调整刺激物的位置，均匀地放置在床的两侧。

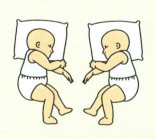 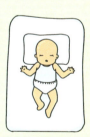 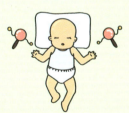

左右交替　　　　　床应足够大　　　　刺激物左右均匀放置

图40　睡姿调整预防头型异常的关键点

45　儿童不配合睡姿调整或效果不佳怎么办？

出生后4个月内的婴儿可以通过睡姿调整、俯卧玩耍等方式来改善轻度头型异常。但对于不配合睡姿调整，或睡姿调整效果不佳的儿童，可咨询医生进行进一步头型测量和评估，必要时需进行物理治疗、正骨手法治疗或者佩戴头型矫正器进行干预。

46 头型异常的物理治疗方法有哪些？

物理治疗是头型异常的有效干预方法。使儿童主动和被动地做伸展和屈曲运动，放松胸锁乳突肌和斜方肌，已被证实是有效的。

家长可在专业人士指导培训后，自行在家实施简单的物理治疗。例如，家长在给婴幼儿更换尿布时，将一只手放在婴幼儿的上胸部，另一只手轻轻移动婴幼儿头部，使婴幼儿下巴向肩膀旋转、耳朵向肩膀倾斜（图41）。这种两侧的活动，重复几次就是很好的物理治疗。

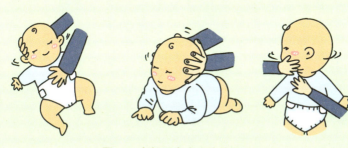

图41　家长可在家实施的物理治疗

正骨手法治疗是一项有效的策略。有经验的正骨医生经过训练可以使用触诊来感觉颅缝的活动性异常、头颈部筋膜的状态和肌肉的紧张度。正骨手法治疗旨在通过轻柔的动作激发并动员所有受损结构发生改变，使之趋向正常化的平衡状态。

斜颈儿童的颈肌锻炼，应该每次换尿布时都进行1次，而且每次换尿布时的锻炼时间应比上一次多1～2分钟。每次锻炼都要重复以下动作3次：家长一只手放在儿童的胸口，另一只手轻柔地将儿童的下巴转向肩膀，使下巴碰到肩膀，停留10秒。也可请其他人坐在可旋转的凳子上并将儿童抱坐在膝盖上，开始时让儿童面向家长，当儿童将目光停在家长身上时，请他人抱着儿童做90°旋转，从右向左或从左向右，直到儿童头部转到另外一边，并使耳朵指向同侧的肩膀停留10秒。以上操作在物理治疗师指导下进行效果更佳。

47 什么是头型矫正器？

头型矫正器也称为颅骨重塑矫形器，是一种用于治疗头型异常的矫正器具。其原理是通过头型矫正器施加温和的外力，引导头颅朝正常的形态生长，即在头颅异常突出的地方限制其进一步突起，同时在头颅平凹的地方留出空间促进其生长。

从头型矫正器的原理可以看出，头型矫正器内部并不是所有地方都和头颅接触，而是在异常突出的地方接触头颅以限制其进一步突起，同时在平凹的地方不和头颅接触以预留足够空间引导头颅朝外生长，最后达到整个头颅圆润、比例合适和对称的效果。

头型矫正器并不会改变已经生长好的头颅形态，只能引导头颅未来的生长方向；也不会帮助头围增长或限制头围增长。其作用只是将头颅的生长引导向希望增长的区域和方向（图42）。

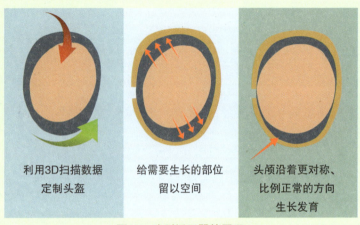

利用3D扫描数据　　给需要生长的部位　　头颅沿着更对称、
　定制头盔　　　　　　留以空间　　　　　比例正常的方向
　　　　　　　　　　　　　　　　　　　　　　生长发育

图42　头型矫正器的原理

48 头型矫正器是什么材质的？

头型矫正器的制作材料从原来的布料、皮革、玻璃纤维发展到了现代的高分子化工材料，如ABS工程塑料、PE（聚乙烯）、PP（聚丙烯）、PC（聚碳酸酯）、聚甲基丙烯酸树脂等，从而实现了重量轻、外观美观、耐用、易清洗等目的（图43）。

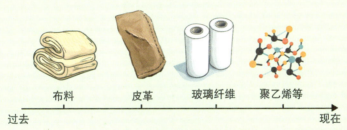

布料　　　皮革　　　玻璃纤维　　聚乙烯等

过去　　　　　　　　　　　　　　　　现在

图43 头型矫正器材质的发展

49 头型矫正器重吗？

头型矫正器重量约200克，实际重量与儿童头围大小相关。儿童月龄小，头型矫正器重量相对轻一些；儿童月龄大，头型矫正器相对就要重一些。总体来说，现代的高分子化工材料的应用使头型矫形器轻便耐用、易清洗。

50 头型矫正器适合多大的儿童?

美国批准的是3月龄以上的儿童可以佩戴头型矫正器,我国批准的是4月龄以上的儿童可以佩戴头型矫正器。头型矫正器适用于4~18月龄的儿童。18月龄后头骨基本定型、头围生长速度缓慢,因此超过18月龄就不建议佩戴头型矫正器了,根据儿童的个体情况,头型矫形器的佩戴最多不超过2岁。

佩戴头型矫正器的最佳年龄目前的共识是4~6月龄。数据显示,头型矫正器的效果随月龄增大而减小。儿童在6月龄前佩戴头型矫正器治疗的效果比6月龄之后好。6月龄后开始治疗的儿童,治疗结束时数据显示,有4.5%的儿童头颅斜径不对称指数(CVAI)未恢复到正常范围。对于1岁以上是否不再进行头型矫正器治疗目前没有共识,也有报道显示1岁后使用头型矫正器效果显著的案例。研究数据显示,对大月龄儿童,头型矫正器仍然有效,只是改善率降低。

51 需要24小时佩戴头型矫正器吗？

自佩戴头型矫正器适应期后，每天需要佩戴头型矫正器23小时，每天取掉头型矫正器1小时，以清洁儿童头部与头型矫正器。

52 头型矫正器需要坚持佩戴多长时间？

一般需要3～6个月。儿童月龄越小，使用头型矫正器的效果就越明显，根据发育情况，一般需要3～6个月。针对极重度头型异常或超大月龄的儿童，平均矫正周期将超过半年。

头型异常程度越严重的儿童，矫形治疗的时间越长，如与2级斜头儿童相比，3～5级斜头儿童的头型矫正器的使用时间分别增加了53%、75%和81%。

53 头型矫正器适合哪类头型异常的儿童？

　　轻度头型异常可以通过睡姿调整和/或物理治疗来干预；对于中重度头型异常，使用头型矫正器治疗时间短、见效明显，可考虑使用。

54 头型矫正器可以医保报销吗？

从2000年至今，头型矫正器在多个国家已纳入医保支付范围。我国在2012年批准了StarBand头型矫正器作为2类医疗器械上市使用，开始了个性化定制头型矫正器的服务，但目前仍缺乏医疗机构和医院的参与。医疗机构针对头型矫正器还没有具体的收费标准，也尚未纳入我国医保支付范围。

55 头型矫正器会限制儿童大脑生长吗？

不会，头型矫正器并不会改变已经生长好的头颅形态，也不会帮助头围增长或限制头围增长，其作用只是将头颅的生长引导向希望增长的区域和方向。

佩戴头型矫正器过程中也会定期随访，根据儿童头围生长情况进行内部空间的调整（图44），以增加头型矫正器的适配性。

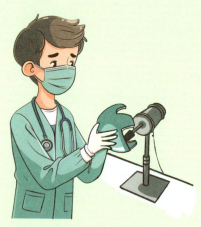

图44 头型矫正器的调整

56 佩戴头型矫正器会出现皮肤问题吗？

头型矫正器会接触儿童头部皮肤，有的儿童可能会出现与之相关的皮肤问题。

（1）局部红肿：这是由于突出部位受力大，局部容易受摩擦或挤压。处理方法是减小局部受力。

（2）热疹：由于儿童所穿衣服过多，或者室内温度高，导致出汗过多所引起的现象。处理方法是控制室内温度，增加皮肤的休息时间。

（3）湿疹：大多数儿童出生后容易出现湿疹，佩戴头型矫正器后由于出汗增加，有可能会加重湿疹。处理方法一是及时就医，二是增加皮肤的休息时间、逐步适应。

（4）接触性红印：这种现象一般发生在儿童面颊两侧，由于面部皮肤没有头发的保护，同时儿童习惯性偏向一侧睡眠，可能会出现接触性红印。另外，斜头儿童耳朵上方有个突起，经常会发生接触性红印。处理方法是佩戴头型矫正器时应检查局部接触情况，适当留出空间。

（5）痱子、皮疹：由于儿童的皮肤比较稚嫩，头型矫正器佩戴前期易出汗，容易发生痱子、皮疹等皮肤问题。一方面要注意控制室内温度，另一方面需要给儿童做一些护肤工作，如准备一些痱子水、桃子水、炉甘石洗剂等应对皮肤问题的用品（图45）。

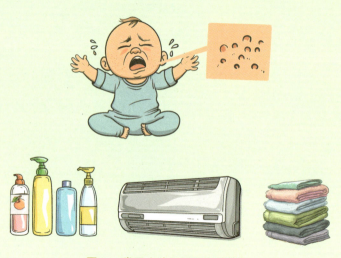

图45　常见皮肤问题及应对措施

57 儿童不配合佩戴头型矫正器怎么办？

佩戴头型矫正器初期会有几天的适应期，可每天逐渐增加佩戴时间，以便儿童能够更好地适应和配合。在适应期若儿童出现不配合、哭闹的现象，家长应积极引导，及时转移儿童的注意力，帮助儿童更快地适应佩戴头型矫正器。如儿童持续出现不配合、哭闹，应注意是否存在头型矫正器不适配问题。

58 佩戴头型矫正器后需要多久复查一次？

3～4月龄儿童佩戴头型矫正器需要每周1次的频繁随访，以便及时进行调整。5～12月龄儿童一般需要每2周随访1次。13～18月龄儿童一般需要每3周随访1次，因为这一时期头颅生长变慢。佩戴头型矫正器期间，发生任何问题均应及时咨询医生。

59 儿童头围增长后需要更换头型矫正器吗？

一般情况下是不需要的。头型矫正器内部会给儿童预留生长空间，并且佩戴头型矫正器期间需定期随访，医护人员会根据儿童头围生长情况进行头型矫正器的调整。

60 什么情况下儿童不能佩戴头型矫正器？

不是所有头型异常的儿童都适合佩戴头型矫正器，以下几种情况不建议使用头型矫正器。

（1）颅缝早闭和进行性加重、不受控制的脑积水（图46）。

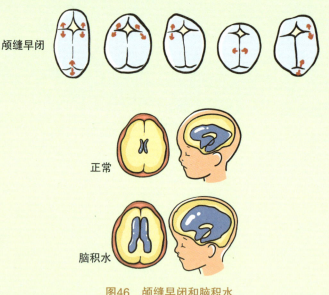

图46 颅缝早闭和脑积水

（2）头部区域有外伤或进行了头部手术，建议暂时不佩戴头型矫正器（图47）。

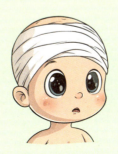

图47　头部外伤

（3）如果儿童头部有严重的皮肤问题，如皮疹、皮肤感染或创口（图48），佩戴头型矫正器可能会加重这些问题。

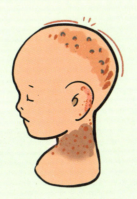

图48　头部皮肤问题

（4）如果儿童有严重的肺部疾病或气道问题（图

49），佩戴头型矫正器可能会增加呼吸困难或不适。

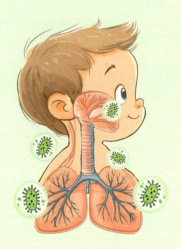

图49　呼吸系统感染

61 头型矫正器一般多久清洁一次？

清洁头型矫正器没有固定的时间期限。一般来说，出于清除汗渍的需要，建议每天取下头型矫正器3次（早、中、晚各1次）进行头型矫正器的清洁和护理。当天气炎热或儿童活动导致出汗量增多时，可酌情增加清洁头型矫正器的次数。

62 如何清洁头型矫正器？

（1）取下头型矫正器后，用拧干的毛巾擦拭头型矫正器内部，祛除汗渍（图50）。

（2）用75%乙醇擦拭头型矫正器内部。

（3）待头型矫正器完全晾干、乙醇挥发完后再给儿童佩戴。

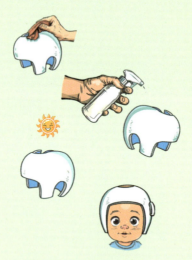

图50　头型矫正器的清洁

63　头型矫正后还会再变斜变扁吗？

有可能。早期不按照要求佩戴头型矫正器、中断治疗均可能导致头型矫正不完全，或者出现头部形变的再次加重。另外，若存在成骨不全症、软骨发育不全、低血磷或维生素D依赖性佝偻病、低碱性磷酸酶血症、Fanconi综合征、骨纤维异常增殖症等遗传性和代谢性骨病，因原发疾病的影响，头型矫正可能效果不佳，矫正之后也可因原发疾病再度发生头型异常。

64 哪些头型异常需要手术治疗？

外科手术多用于治疗颅缝闭合性头型异常，很少用于非颅缝闭合性头型异常。对于出现颅缝早闭的儿童，宜尽早行颅缝再造术。对头型矫正器治疗效果不佳的重度非颅缝闭合性头型异常或出现发育迟缓的非颅缝闭合性头型异常儿童，优先行手术矫形，目的是使脑的生长发育获得改善。出于美容目的的个性化手术也是改善儿童头型外观的一种手段。

手术可以解决头型异常的以下问题：

（1）通过重塑和重建颅骨的形状来修复颅骨畸形，如颅骨缺陷或颅骨凸起。

（2）可通过针对不同区域的手术修复来改善头部的对称性。一些头型异常可能导致面部不对称，手术可通过调整骨骼、软组织或脂肪移植等方式来改善面部对称性，如重塑颞骨或额骨。

（3）某些头型异常可能导致眼眶结构异常，手术可以矫正眼眶的形状和位置，以改善视觉和外观。

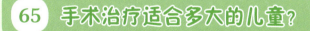

65 手术治疗适合多大的儿童？

　　婴幼儿颅骨具有伸展性，容易重新塑形，而且1岁以内婴幼儿成骨潜能强，在颅骨部分切除后的缺损修复方面具有优势，小的缺损可以自发性骨化。因此，对于颅缝早闭的手术应尽早在1岁以内实施，以利于改善颅骨畸形和减少畸形对脑组织生长的影响。

　　出于美容目的的个性化手术通常在 2 岁以后进行。

　　需要注意的是，头部手术的实施一般需要经过详细的评估，包括医学影像检查和专业的头颅外科医生的评估。

66 矫正头型异常有哪些手术方式？

目前的手术方式有颅缝再造术和全颅盖重建术（图51）。以矢状缝早闭为例，6月龄内或颅骨条件合适的儿童，由于颅骨塑型能力较强，行颅缝再造术配合术后头型矫正器治疗是首选的治疗方式。颅缝再造术耗时较短，术中出血少，年幼儿童基本可以耐受该类型手术，术后可配

颅缝再造术

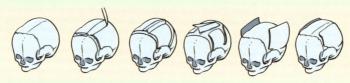

全颅盖重建术

术前

术后

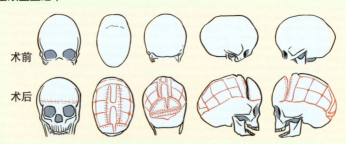

图51 头型矫正手术术式

合头型矫正器治疗，可获得满意的头型及颅腔容积。而对于年长儿童，颅缝再造术已难以获得显著的效果，全颅盖重建术更为合适。

67 头型异常矫正手术后需要注意什么？

（1）切口清洁和护理：按照医生的指示对手术切口进行适当的清洁和护理。保持切口干燥、清洁，并定期更换敷料。

（2）手术区域保护：避免过度使用或刺激手术区域，以免对切口造成额外的压力或伤害。避免承重或剧烈活动，特别是在切口完全愈合之前。

（3）用药指导：按照医生的指示正确使用处方药物，如镇痛药或抗生素。遵循剂量和用药时间表，以确保有效治疗并预防感染。

（4）饮食与营养：保持健康的饮食，摄入足够的蛋白质、维生素和矿物质，以促进切口愈合和骨骼健康。

（5）康复锻炼：根据医生或康复师的建议，进行适当的康复锻炼。这些锻炼可以帮助恢复骨骼功能，增强肌肉力量，促进血液循环和增强关节灵活性。

（6）定期复诊：按照医生的安排，定期复诊和检查。医生将评估康复进展，并根据需要调整康复计划。

（7）佩戴头型矫正器：头型矫正器可以起到塑形和保护的作用。颅缝再造术或内镜下颅骨切除术后，可佩戴头型矫正器优化矫正效果。术后头型矫正器分为单纯保护性头盔、矫形头盔和手术头盔。

头型异常矫正手术后注意事项见图52。

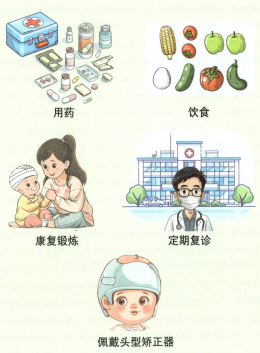

用药　　　　　　　饮食

康复锻炼　　　　　　定期复诊

佩戴头型矫正器

图52　头型异常矫正手术后注意事项

参考文献

［1］江载芳，申昆玲，沈颖. 诸福棠儿科学（上册）［M］. 8版. 北京：人民卫生出版社，2014.

［2］Santiago G S，Santiago C N，Chwa E S，et al. Positional plagiocephaly and craniosynostosis［J］. Pediatr Ann，2023，52（1）：e10-e17.

［3］Rogers G F. Deformational plagiocephaly，brachycephaly，and scaphocephaly. Part Ⅱ：prevention and treatment［J］. J Craniofac Surg，2011，22（1）：17-23.

［4］Laughlin J，Luerssen T G，Dias M S. Committee on practice and ambulatory medicine，section on neurological surgery. Prevention and management of positional skull deformities in infants［J］. Pediatrics，2011，128（6）：1236-1241.

［5］Argenta L，David L，Thompson J. Clinical

classification of positional plagiocephaly [J]. J Craniofac Surg, 2004, 15（3）: 368−372.

[6] Yang W, Hu B, Chen J, et al. Analysis of cranial type characteristics in term infants: a multi−center study [J]. BMC Pediatr, 2021, 21（1）: 20.

[7] Skolnick G B, Naidoo S D, Patel K B, et al. Analysis of digital measures of cranial vault asymmetry for assessment of plagiocephaly [J]. J Craniofac Surg, 2014, 25（4）: 1178−1182.

[8] Jeon S, Chung J H, Baek S H, et al. Characterization of cranial growth patterns using craniometric parameters and best−fit logarithmic growth curves [J]. J Craniomaxillofac Surg, 2024, 52（1）: 30−39.

[9] Miyabayashi H, Nagano N, Kato R, et al. Reference values for cranial morphology based on three−dimensional scan analysis in 1−month−old healthy infants in Japan [J]. Neurol Med Chir（Tokyo）, 2022, 62（5）: 246−253.

［10］杨望，陈建平，沈文治，等．重庆地区3406例0～6个月婴儿颅型测量分析［J］．国际儿科学杂志，2019，46（9）：687-691．

［11］Gupta P C，Foster J，Crowe S，et al. Ophthalmologic findings in patients with nonsyndromic plagiocephaly［J］．J Craniofac Surg，2003，14（4）：529-532．

［12］王安肯，亢晓丽．颅缝早闭与斜视［J］．中华眼科杂志，2016，52（8）：626-630．

［13］中国儿童颅缝早闭症诊治协作组．儿童颅缝早闭症诊治专家共识［J］．中华小儿外科杂志，2021，42（9）：769-773．

［14］Balan P，Kushnerenko E，Sahlin P，et al. Auditory ERPs reveal brain dysfunction in infants with plagiocephaly［J］．J Craniofac Surg，2002，13（4）：520-525．

［15］中华耳鼻咽喉头颈外科杂志编辑委员会，中华医学会耳鼻咽喉头颈外科学分会．咽鼓管功能障碍专家共

识 [J]. 中华耳鼻咽喉头颈外科杂志，2018，53（6）：406-409.

[16] Davis B E, Moon R Y, Sachs H C, et al. Effects of sleep position on infant motor development [J]. Pediatrics, 1998, 102（5）: 1135-1140.

[17] Majnemer A, Barr R G. Association between sleep position and early motor development [J]. J Pediatr, 2006, 149（5）: 623-629.

[18] 张晚霞，杨晨璐，钱月，等. 不同类型形态性头颅畸形婴幼儿的神经心理发育特征 [J]. 中国康复理论与实践，2023，29（5）：570-575.

[19] Korpilahti P, Saarinen P, Hukki J. Deficient language acquisition in children with single suture craniosynostosis and deformational posterior plagiocephaly [J]. Childs Nerv Syst, 2012, 28（3）: 419-425.

[20] 郑韵，徐开寿，何璐，等. 斜头畸形婴儿的头型特征及其相关性研究 [J]. 中华实用儿科临床杂志，2017，32（21）：1674-1678.

［21］Hewitt L，Kerr E，Stanley R M，et al. Tummy time and infant health outcomes：a systematic review［J］. Pediatrics，2020，145（6）：e20192168.

［22］Vincent A，Chu N T，Shah A，et al. Sudden Infant death syndrome：risk factors and newer risk reduction strategies［J］. Cureus，2023，15（6）：e40572.

［23］Moon R Y，Carlin R F，Hand I. Sleep-related infant deaths：updated 2022 recommendations for reducing infant deaths in the sleep environment［J］. Pediatrics，2022，150（1）：e2022057990.

［24］Tamber M S，Nikas D，Beier A，et al. Congress of neurological surgeons systematic review and evidence-based guideline on the role of cranial molding orthosis（helmet）therapy for patients with positional plagiocephaly［J］. Neurosurgery，2016，79（5）：E632-E633.